AF295055

Fremtiden for kræftbehandling?

Vitamin **B17** og jagten på en kur

Hans C. Bayer

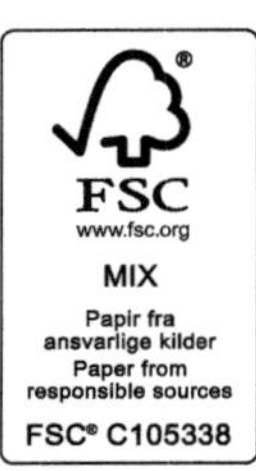

Forlag: BoD – Books on Demand, Hellerup, Danmark

Tryk: BoD – Books on Demand, Norderstedt, Tyskland

ISBN: 9788743054641

Introduktion

Ved at bruge denne bog accepterer du fuldstændigt denne erklæring om ansvarsfraskrivelse.

Ingen råd

Denne bog indeholder information. Informationen er ikke et råd og skal ikke behandles som et.

Hvis du tror, at du er sygdomsramt, bør du straks søge lægehjælp. Du bør aldrig udskyde at søge lægehjælpe, se bort fra en læge, eller afbryde medicinsk behandling på baggrund af informationen i denne bog.

Ingen erklæringer eller garantier

I det omfang gældende love tillader det og med forbehold for nedenstående afsnit, udelukker vi alle erklæringer, garantier og tilsagn relateret til denne bog.

Uden at det berører den generelle anvendelse af det foregående afsnit, repræsenterer, garanterer eller erklærer vi ikke:

○ at informationen i denne bog er korrekt, akkurat, fuldstændig eller ikke-misledende.

o   at brugen af retningslinjerne I bogen vil føre til et bestemt udfald eller resultat.

Begrænsninger og udelukkelse af ansvar

Begrænsningerne og udelukkelsen af ansvar beskrevet i denne sektion og andetsteds i denne ansvarsfraskrivelse: er omfattet af paragraf 6 nedenfor; og regulerer alle forpligtelser, der er følger af ansvarsfraskrivelsen eller i forhold til bogen, herunder kontraktlige forpligtelser, erstatningsret (herunder uagtsomhed), og for overtrædelse af lovmæssige forpligtelser.

Vi vil ikke være ansvarlige over for dig med henblik på eventuelle tab, der udspringer af en begivenhed eller begivenheder uden for vores rimelige kontrolområde.

Vi vil ikke være ansvarlige over for dig med henblik på eventuelle driftstab, herunder begrænsning af tab eller skade på fortjeneste, indtægter, omsætning, anvendelse, produktion, forventede besparelser, forretning, kontrakt, kommercielle muligheder eller goodwill.

Vi vil ikke være ansvarlige over for dig i forbindelse med tab eller ødelæggelse af data, databaser eller software.

Vi vil ikke være ansvarlige over for dig i forbindelse med en speciel, indirekte eller følgeskadestab eller ødelæggelse.

Undtagelser

Intet i denne ansvarsfraskrivelse skal: begrænse eller udelukker vores ansvar for død eller personskade som følge af uagtsomhed; begrænse eller udelukke vores forpligtelser for bedrageri eller svigagtig vildledning; begrænse nogen af vores forpligtelser på nogen made, der ikke er tilladt i forhold til gældende lov; eller udelukke nogen af vores forpligtelser, der ikke kan udelukkes i forhold til gældende lov.

Adskillelse

Hvis et afsnit af denne ansvarsfraskrivelse er dømt ulovlig ved en domstol eller anden kompetent myndighed og dermed ikke kan håndhæves, opretholdes resten af ansvarsfraskrivelsesafsnittene fortsat.

Hvis en del af et ansvarsfraskrivelsesafsnit dømmes ulovligt og ikke kan håndhæves, slettes dette, og resten af afsnittet vil fortsat være gældende.

Lov og jurisdiktion

Denne ansvarsfraskrivelse vil blive underlagt og fortolket i overensstemmelse med schweizisk ret, og eventuelle stridigheder vedrørende denne ansvarsfraskrivelse vil være underlagt de schweiziske domstoles eksklusive kompetence.

8

12

Forord

Kære læsere,

Denne bog, som handler om alternative kræftbehandlinger såsom abrikoskerner og B17-vitamin, er jeg meget glad for at kunne dele med dig. For mig er det ikke bare et emne, der interesserer mig, men snarere noget, der ligger mig meget på sinde - især fordi jeg personligt har tacklet de vanskeligheder, som en kræftdiagnose medfører. Min egen vej til helbredelse har åbnet mine øjne for en verden af alternative behandlinger, og det er derfor, jeg har brugt så meget tid på at udforske de mange fordele, de giver.

Baseret på omfattende research og nøje udvalgte kilder vil jeg gerne påpege, at denne bog ikke er medicinsk rådgivning, da jeg ikke er læge eller medicinsk ekspert. Det er vigtigt at understrege, at det er vigtigt for alle, der overvejer kræftbehandling, at gå til en kvalificeret læge og søge omfattende rådgivning.

Kontroversen omkring effekten af vitamin B17 (laetrile/amygdalin) i behandlingen af kræft fortsætter den dag i dag, hvilket har ført til, at det ikke er blevet godkendt i flere lande på grund af potentiel toksicitet og utilstrækkelig videnskabelig dokumentation. Formålet med denne bog er at give en omfattende redegørelse for debatten og præsentere alle perspektiver på en upartisk måde. Det er vigtigt at forstå, at der er modsatrettede synspunkter, og at den omstridte diskurs fortsætter.

Da jeg forberedte denne bog, var det min højeste prioritet at forblive upartisk og objektiv. Jeg ønsker at udstyre dig med et væld af viden, så du i sidste ende kan komme til dine egne konklusioner. Husk, at det er afgørende at se på mange kilder og perspektiver, før du træffer en endelig beslutning.

Mit mål med denne bog er at tilbyde en grundig analyse af vitamin B17, alternative kræftbehandlinger og abrikoskerner. Jeg håber, at du efter at have læst den vil have den nødvendige viden og forståelse til at træffe informerede beslutninger. Bemærk dog, at denne bog ikke indeholder specifikke behandlingsprocedurer eller handlingsplaner.

Denne bog er blevet til i et samarbejde, og jeg vil gerne takke alle de mennesker, der har gjort den mulig. En særlig tak skal lyde til de eksperter, forskere og læger, hvis bidrag er blevet fremhævet på siderne i denne bog. Det er mit oprigtige ønske, at denne bog viser sig at være en berigende ressource for dig og hjælper dig med at øge din viden om emnet kræft og dets behandlingsmuligheder.

På din rejse ønsker jeg dig stort mod og optimisme. Kræft er en alvorlig sygdom, men den kan bekæmpes med tilstrækkelig støtte, viden og lægehjælp, hvilket kan føre til gradvise

skridt mod en sundere livsstil.

Med venlig hilsen,

Hans C. Bayer

Introduktion

1.1 Introduktion

Søgningen efter effektiv og tålelig kræftbehandling er en topprioritet for læger, forskere og patienter verden over, hvor konventionelle og alternative tilgange diskuteres. Et kontroversielt, men fascinerende emne, der udforskes i denne bog, er vitamin B17's og abrikoskernernes rolle i behandlingen af kræft. Jagten på en kur, der redder liv og samtidig opretholder en høj livskvalitet for patienterne, er afgørende og analyseres derfor detaljeret og lidenskabeligt i Health.

I årenes løb er der opstået forskellige teorier, hvoraf nogle er mere alment accepterede end andre. En kontroversiel metode, der har fået opmærksomhed, er brugen af vitamin B17, også kaldet amygdalin eller laetrile, som udvindes af abrikoskerner. Fortalere har hævdet, at det er effektivt, mens kritikere har udtrykt bekymring for dets sikkerhed og effektivitet.

Vores mål med at skrive denne bog er at behandle et komplekst og ofte lidenskabeligt emne. Ved grundigt at undersøge den aktuelle forskning i sammenhængen mellem B17-vitamin og kræftbehandling håber vi at kunne præsentere en retfærdig og omfattende vurdering. Som en del af vores analyse vil vi undersøge synspunkterne hos både dem, der støtter B17-vitamin, og dem, der udtrykker tvivl om det. Med videnskabelig nysgerrighed og eftertænksomhed håber vi at kunne give vores læsere en dyb forståelse af dette vigtige emne.

1.2 Definition af vitamin B17

Lad os dykke ned i det grundlæggende for at forstå dette emne. Hvad er et vitamin helt præcist? Det er normalt en organisk forbindelse, som vores krop kun har brug for i spormængder for at opretholde sine normale funktioner og generelle velbefindende. Vitaminer spiller en vigtig rolle i mange biologiske funktioner som stofskifte, nervefunktion, vækst og udvikling. Da vores kroppe ikke selv er i stand til at producere nok vitaminer, er vi nødt til at indtage dem gennem maden.

Her er sagen: Vitamin B17 er anderledes. I modsætning til de sædvanlige vitaminer er B17-vitamin faktisk amygdalin. Denne kemiske forbindelse findes hovedsageligt i kernerne fra visse frugter, f.eks. abrikoser. Det indeholder en kombination af et sukkermolekyle, et ben-zaldehydmolekyle og to cyanidmolekyler. Så det, vi kalder vitamin B17, er faktisk slet ikke et vitamin.

Amygdalin er blevet et diskussionsemne på grund af forekomsten af cyanid. Cyanid er et kraftigt giftstof, der forstyrrer cellernes respi-ration, en proces, der er livsvigtig for alle celler i vores kroppe. I for store mængder kan cyanid være dødeligt. Tilhængere af vitamin B17 hævder dog, at amygdalin har potentiale til at være et værdifuldt kræftbekæmpende middel.

Ernst T. Krebs Jr, en amerikansk biokemiker, knyttede fremkomsten af amygdalin som et muligt middel mod kræft tæt sammen med historien om vitamin B17. I 1950'erne indledte Krebs undersøgelser af amygdalin som en mulighed for at behandle kræft, og de blev meget anerkendte. For at udbrede kendskabet til stoffet og fremme brugen af det skabte Krebs begrebet "vitamin B17". Han hævdede, at den øgede forekomst af kræft var relateret til mangel på B17-vitamin i den moderne kost.

24

Selvom amygdalin omtales som vitamin B17, er det vigtigt at understrege, at amygdalin ikke er anerkendt som et vitamin af nogen akkrediteret sundhedsmyndighed eller organisation. Der mangler solid dokumentation for, at amygdalin er nødvendigt for normale kropsfunktioner.

1.3 Historie og baggrund for brugen af abrikoskerner som lægemiddel

Erkendelsen af, at planter og frugter har helbredende egenskaber, er et gammelt og indviklet koncept, der har eksisteret i århundreder. Denne idé er blevet brugt af forskellige civilisationer, som instinktivt anerkendte de naturlige stoffers potentiale i behandlingen af sygdomme. De påståede sundhedsmæssige fordele ved abrikoskerner er blevet brugt i mange kulturer, fra gammel kinesisk healingpraksis til naturmedicin brugt af indianere.

Antagelsen om, at abrikoskerner har kræfthelbredende virkninger, er af nyere dato og går tilbage til forskningsresultater fra det 20. århundrede, hovedsageligt udført af Ernst T. Krebs Jr. og hans far Ernst T. Krebs Sr. Ifølge deres forskning er amygdalin, det kemiske stof i abrikoskerner, blevet udråbt som en effektiv kræftbehandling.

På trods af kontroverser i visse kredse har

ideen om vitamin B17 været fremherskende siden Krebs-familiens forskning. Tilhængere hævder, at amygdalin er en effektiv og organisk terapi mod kræft. Modstandere af denne idé hævder imidlertid, at der mangler videnskabelige beviser for disse påstande, og at der er risiko for cyanoforgiftning. I årenes løb har begge fraktioner debatteret og diskuteret gyldigheden af vitamin B17.

Debatten om kræftbehandling, der involverer flere meninger og teorier, fremhæver kompleksiteten og de følelsesmæssige udfordringer. For at udforske dette emne yderligere tager denne bog et dybdegående kig på de muligheder og forhindringer, der er forbundet med brugen af vitamin B17 i kræftbehandling.

1.4 Kræft: En grundlæggende introduktion

Før vi ser på kontroverserne omkring B17-vitamin, er det vigtigt at forstå kræft. Spredning og deling af celler er typisk for den kategori af sygdomme, der kaldes kræft.

Cellecyklussen er en naturlig del af den menneskelige krop, hvor celler reguleres til at vokse og dele sig med bestemte intervaller. Denne proces styres af en intern timer, som hver celle kender; den bestemmer, hvornår den skal dele sig, og hvornår den skal dø. Kræft sætter imidlertid disse mekanismer ud af kraft. Den ukontrollerede deling og ikke-afslutning af celler fører til dannelse af tumorer og overvækst af væv.

Hudkræft, brystkræft, prostatakræft, lunge-
kræft og tarmkræft er blandt de mest almin-
delige former for kræft. Afhængigt af hvilke
celler, der er påvirket, har hver kræfttype
forskellige symptomer og behandlingsmulig-
heder.

I jagten på nye tilgange og lægemidler udfors-
ker læger og forskere hele tiden nye behand-
linger for kræft. For at eliminere kræftceller
kan man bruge konventionelle behandlinger
som kirurgi til at fjerne tumorer, kemoterapi,
der ødelægger kræftceller, og strålebehand-
ling med højenergistråler. Men disse behand-
lingsformer har bivirkninger og er ikke altid

helt vellykkede.

1.5 Debatten om vitamin B17 og abrikoskerner

Siden 1950'erne har der været delte meninger om, hvorvidt et bestemt stof i abrikoskerner har potentiale til at behandle kræft. Nogle fortalere for B17-vitamin fremhæver fordelene ved amygdalin, som de mener kan angribe og eliminere kræftceller, mens sunde celler forbliver uberørte. Ifølge denne lejr er amygdalin et afgørende "vitamin", som mange af os mangler i vores kost, og hvis vi øger vores indtag, kan det potentielt reducere kræftrisikoen. I mellemtiden har kritikere kritiseret brugen af abrikoskerner som en up-

røvet og potentielt risikabel tilgang til kræft-
behandling.

Nogle kritikere er dog ikke overbeviste om
effekten af vitamin B17 til kræftbehandling på
grund af mangel på konkrete videnskabelige
data. Deres største bekymring er, at amygda-
lin indeholder cyanid, som kan være dødeligt,
hvis det indtages i store mængder. Indtagelse
af B17-vitamin som en kræftkur kan få patien-
ter til at give afkald på gennemprøvede
kræftbehandlinger og vælge en risikabel, up-
røvet tilgang.

Vi vil undersøge begge sider af debatten mere
detaljeret i de kommende kapitler. Analyser
videnskabeligt effekten af amygdalin på

kræftceller under hensyntagen til alle mulige risici og bivirkninger. Glem ikke også at undersøge de socio-politiske aspekter af denne kontrovers.

Målet med denne bog er at overgå dine forventninger og nå de mål, du har sat dig. Dens formål er at give et unikt perspektiv på emnet og tilbyde indsigt og viden, der ikke findes andre steder. Gennem sin innovative sprogbrug og ukonventionelle præsentation vil denne bog fange og engagere sine læsere. Vi håber, at den vil inspirere og motivere folk til at handle og foretage positive ændringer i deres liv. Alt i alt sigter denne bog mod at give en enestående læseoplevelse og overgå alle forventninger.

Brugen af abrikoskerner og vitamin B17 til behandling af kræft er et komplekst og kontroversielt emne med medicinske, etiske og sociale implikationer. I betragtning af den udbredte afvisning af disse alternative behandlingsformer i det medicinske samfund, er spørgsmålet, hvordan vi kan navigere i dette splittende terræn. Desuden er det vigtigt at give patienterne mulighed for at træffe informerede beslutninger om deres helbred i en tid, hvor både pålidelige og upålidelige oplysninger florerer. Så hvad er den bedste måde at håndtere dette polariserende emne på?

For at kaste lys over de videnskabelige aspekter af den kontroversielle vitamin B17-debat, sigter vi mod at give læserne en omfattende og afbalanceret redegørelse i denne bog. Vores mål er ikke kun at undersøge de videnskabelige, men også de sociale, kulturelle og politiske dimensioner, der bidrager til at forme dette spørgsmål.

I en verden fuld af sundhedsinformation bestræber vi os på at levere en pålidelig og omfattende ressource baseret på videnskabelig forskning. På den måde sigter vi mod at uddanne læserne om dette vigtige og komplekse emne og give dem mulighed for at træffe informerede beslutninger om deres eget helbred.

For at gøre det klart er det ikke vores hensigt at erstatte lægelig rådgivning, selvom vi bestræber os på at give de mest opdaterede og nøjagtige oplysninger. Hvis du eller en af dine nærmeste er ramt af kræft, anbefales det, at du konsulterer en kompetent læge eller andet sundhedspersonale for at finde den bedste fremgangsmåde for din individuelle situation.

Kapitel 2: Teorien bag vitamin B17

2.1 Introduktion til kapitlet

Lad os gå videre til det andet kapitel, hvor vi tager fat på kernen i emnet: Vitamin B17. Vi startede vores udforskning i det første kapitel med et overblik over den historiske brug, definition og oprindelse af abrikoskerner som medicin. I dette kapitel fokuserer vi imidlertid på teorien omkring vitamin B17. Før vi begynder ekspeditionen, er det vigtigt at forstå de to vigtige begreber, der ofte forbindes med vitamin B17 - amygdalin og laetrile.

Kemiske forbindelser med de samme egenskaber som vitamin B17 er amygdalin og laetrile, og de bruges ofte i flæng. Fødevarer som abrikoser, stenfrugter og andre kan indeholde begge forbindelser, men det er som regel kernerne, der indeholder dem. En række fødevarer indeholder også små spor af forbindelserne. Disse forbindelser har fået mere opmærksomhed på det seneste, fordi de siges at hjælpe med at bekæmpe kræft og kan fungere som en alternativ behandlingsform.

Abrikoskerner, amygdalin og laetrile menes at have evnen til at bekæmpe kræft i henhold til "enzymteorien". Denne teori antager, at disse forbindelser har unikke enzymer, der specifikt kan angribe ondartede celler og skåne sunde celler.

Før vi går i dybden med dette spørgsmål, skal det understreges, at ideen, som nogle fortalere går stærkt ind for, ikke er alment accepteret af læger. Effekten af vitamin B17, laetrile og amygdalin i kræftbehandling er stærkt omdiskuteret og fremkalder ofte kontroversielle debatter, som vi vil beskrive i detaljer i dette manuskript.

I stedet for at komme ind på de kontroversielle aspekter, vil vi i dette afsnit gerne præsentere de grundlæggende principper og ideer, der taler for brugen af vitamin B17 samt beslægtede forbindelser som en levedygtig behandling af kræft. Vores første opgave er at klarlægge, hvad amygdalin og laetrile er, hvor de kommer fra, og hvordan de virker. Derefter vil vi se på enzymteorien, og hvordan denne opfattelse danner grundlag for at tro, at abrikoskerner og deres kemiske bestanddele er lovende i kampen mod kræft.

Med udgangspunkt i vores diskussion af de videnskabelige beviser for og imod effekten af vitamin B17, amygdalin og laetrile som kræftbehandling, samt de sociale, politiske og økonomiske aspekter, der er involveret, vil vi få indsigt, der vil gøre os i stand til bedre at forstå de avancerede kapitler.

2.2 Hvad er amygdalin?

Mandelkerner gav anledning til det græske ord "amygdale", som nu forbindes med en naturligt forekommende kemisk forbindelse kaldet amygdalin. Denne forbindelse findes i kernerne af forskellige stenfrugter og er nøglen til at forstå teorien om B17-vitamin.

Cyanid er et potent og farligt giftstof, der kan frigives ved nedbrydning af amygdalin. Amygdalin, der består af to sukkerenheder og en cyanogen gruppe, nedbrydes i nærvær af et specifikt enzym kaldet beta-glucosidase for at udløse denne frigivelse. Den kemiske struktur af amygdalin gør det muligt at aktivere denne gruppe under visse betingelser.

Cyanid, som kan dræbe celler, frigives, når beta-glucosidase nedbryder amygdalin. Nogle forskere mener, at amygdalin, som har potentiale til at dræbe kræftceller, er en af grundene til, at beta-glucosidase er almindeligt forekommende i mange planter og i menneskets tarm.

Vægten på den stabile og ikke-toksiske cyanogene gruppe, der findes i naturligt forekommende amygdalin, er afgørende. Det er dog vigtigt at bemærke, at denne gruppe bliver giftig, når den nedbrydes af beta-glucosidase. Samlet set er fødevarer, der indeholder amygdalin, sikre at indtage, forudsat at de ikke indtages i overskud eller sammen med visse stoffer, der fremmer frigivelsen af cyanid.

Frøene fra forskellige frugter indeholder i varierende koncentrationer amygdalin, en vandopløselig forbindelse uden stærk smag eller lugt. Abrikoskerner er særligt rige på dette næringsstof, hvilket er grunden til, at de ofte anses for at være en god kilde til vitamin B17.

Der findes forskellige former for amygdalin, f.eks. frit amygdalin og bundet amygdalin. Frit amygdalin kan optages direkte i kroppen, mens bundet amygdalin skal igennem visse processer som madlavning eller fordøjelse for at blive omdannet til frit amygdalin. Det er vigtigt at huske, at begge former er til stede.

42

De potentielle kræftbekæmpende egenskaber ved amygdalin, en kompleks og spændende forbindelse, er genstand for intens forskning og debat. I de kommende afsnit vil vi se på de specifikke mekanismer, som nogle forskere mener kan føre til, at amygdalin er effektivt mod kræft. Derudover vil vi undersøge laetrile, et beslægtet stof, der ofte betragtes som en mere potent og koncentreret udgave af vitamin B17.

2.3 Hvad er Laetrile?

I centrum af debatten om vitamin B17 og dets potentiale i kræftbehandling står laetrile, en forbindelse afledt af amygdalin og udviklet i

1950'erne af Dr. Ernst T. Krebs Jr. Laetrile er et halvsyntetisk derivat, der er stærkt kræfthæmmende. Man mener, at amygdalin og laetrile er effektive til at bekæmpe kræft.

Navnet laetrile kommer af "almond" og "levorotatory", da det stammer fra mandler, som er kendt for at indeholde høje niveauer af amygdalin og har et karakteristisk atomart arrangement.

Laetrile består af to sukkerenheder og en cyanogen gruppe, der kan frigive cyanid under visse forhold. Det betragtes ofte som en mere potent version af vitamin B17, med en kemisk struktur som amygdalin, men med sine egne unikke egenskaber. Frigivelsen af cyanid kan også udløses af amygdalin, en parallelforbindelse til laetrile.

Selvom laetrile syntetiseres fra amygdalin, administreres det ofte i en modificeret tilstand, der kan frigive mere cyanid end den oprindelige forbindelse. Derfor opfatter nogle mennesker laetrile som en stærkere form for vitamin B17, men denne opfattelse er ikke alment accepteret og skaber debat.

Både laetrile og amygdalin findes naturligt i frøene fra forskellige stenfrugter, men måden, de forarbejdes og anvendes på, er forskellig. Desuden nedbrydes de forskelligt i kroppen.

Laetrile, en halvsyntetisk forbindelse, findes

ikke i naturen ligesom amygdalin, og derfor er det nødvendigt med kemisk modifikation i laboratoriet. Produktionen af laetrile kræver udvinding af amygdalin fra naturlige kilder.

Laetrile er en kemisk forbindelse med flere profiler og et kontroversielt omdømme, der følger i amygdalins fodspor. Selvom nogle hævder, at det har potentiale til at fungere som kræftbehandling, er dette argument ikke enstemmigt og afvises af mange medlemmer af den medicinske verden. I de kommende afsnit vil vi se på de ideer og påstande, der taler for brugen af laetrile i kræftbehandling.

2.4 Enzymteorien

"Enzymteorien" er en spændende hypotese, som vi vil undersøge nærmere efter at have studeret amygdalin og laetrile. Denne teori handler om disse stoffers potentielle anti-cancer egenskaber. Før vi ser på dette, er vi nødt til at få en generel forståelse af, hvordan kræft udvikler og spreder sig i kroppen.

På grund af genetiske ændringer, der får celler til at vokse og dele sig ukontrolleret, udvikler kræft sig, når DNA'et i kroppens celler bliver beskadiget. Denne tilfældige vækst gør det muligt for kræftcellerne at invadere og beska-dige sundt væv, hvilket fører til adskillige hel-bredsproblemer.

Ved hjælp af specifikke enzymer kan amygdalin og laetrile dræbe kræftceller uden at skade raske celler, som det antydes i enzymteorien. Denne teori er baseret på det princip, at visse enzymer, hovedsageligt beta-glucosidase, findes i større mængder i kræftceller end i raske celler.

Beta-glucosidase er et nøgleenzym, der frigiver cyanid, når amygdalin og laetrile nedbrydes. Ifølge enzymteorien har kræftceller betydeligt større mængder af dette enzym end raske celler. Derfor vil amygdalin eller laetrile sandsynligvis blive nedbrudt mere i kræftceller, når de kommer ind i kroppen, og de højere mængder beta-glucosidase vil føre til en lokal frigivelse af cyanid i kræftcellerne.

Hvad er resultatet? Først og fremmest er det kræftcellernes død, da de sandsynligvis vil forblive stort set upåvirkede på grund af de lavere beta-glukosidase-niveauer i raske celler.

Det medicinske samfund kan ikke blive helt enige om enzymteorien, fordi den kun er en hypotese. Forskerne mener, at den er baseret på antagelser, som kræver yderligere videnskabelige beviser.

Beta-glucosidase-niveauer i raske celler og kræftceller har ikke givet afgørende beviser for, at kræftceller naturligt har højere niveauer af enzymet. Men selv hvis selektiv frigivelse af cyanid var mulig, ville en sådan praksis utvivlsomt give anledning til sikkerhedsproblemer. Frigivelsen af cyanid i kroppen, selv hvis den primært er rettet mod kræftceller, har potentiale for alvorlige helbredskomplikationer, hvis den ikke afhjælpes tilstrækkeligt, hovedsageligt på grund af cyanids giftige natur.

Enzymteoriens fortalere, som går ind for vitamin B17, amygdalin og laetrile, menes trods kritik at yde værdifulde bidrag til kræftbekæmpelse. Traditionelle kræftbehandlinger som kemoterapi og stråling anses af mange for at have uønskede bivirkninger og begrænset effekt, hvilket fører til en søgen efter alternative metoder til kræftbehandling og -forebyggelse.

De potentielle fordele ved amygdalin og laetrile er blevet overset, men enzymteorien tilbyder et interessant alternativ. Disse ideer er ikke uden kontroverser, og nogle antyder, at det medicinske etablissement og medicinalindustrien bevidst ignorerer deres potentielle fordele. Mange bestrider dog disse påstande som værende konspirationsteorier.

Enzymteoriens plausibilitet som forklaring på amygdalins og laetrils anti-cancer egenskaber kan ikke understreges nok. Der er dog kun få videnskabelige beviser for disse stoffers effektivitet. Selvom nogle in vitro-undersøgelser har vist lovende resultater i bekæmpelsen af kræftceller, er resultaterne af undersøgelser på mennesker ikke entydige.

Ved første øjekast repræsenterer enzymteorien en fascinerende, om end kontroversiel, metode til at bekæmpe kræft. Selvom dette synspunkt fortjener at blive undersøgt, er det vigtigt at bekræfte konkret videnskabelig støtte, før man tager det som fakta. Når vi dykker dybere ned i de følgende kapitler, vil vi undersøge de nuværende beviser og kontroverser omkring vitamin B17, amygdalin og laetrile.

2.5 Ernæringens rolle

Vitamin B17 menes at være lovende i kampen mod kræft, og selvom kosten spiller en vigtig rolle, er den kun en del af ligningen. Generel sundhed og sygdomsforebyggelse er også vigtige aspekter af ernæring. Derfor kan en afbalanceret kostplan gøre meget for at reducere risikoen for flere former for kræft, og det samme gælder omvendt for en usund kost. I denne sammenhæng kan man roligt konkludere, at B17-vitamin kan spille en væsentlig rolle i behandlingen af kræft.

For at få nok B17-vitamin i din kost er det vigtigt at overveje, hvor det kommer fra. Mens abrikoskerner er den mest kendte kilde til amygdalin, som producerer B17-vitamin, findes det også i rigelige mængder i fødevarer som æblekerner, kirsebærkerner, mandler og ferskenkerner. Derfor anbefaler mange tilhængere af B17-vitamin en kost rig på disse typer fødevarer for at sikre optimale amygdalin-niveauer.

Effekten af vitamin B17 i kampen mod kræftceller kan påvirkes af kosten. Man mener, at visse kosttilskud og fødevarer kan ændre kroppens absorption og metabolisme af laetrile og amygdalin, hvilket igen kan øge eller mindske dets potentiale som kræftbekæmpelsesmiddel.

Vitamin B17's evne til at bekæmpe kræftceller kan muligvis forbedres ved hjælp af visse enzymer og næringsstoffer. Rhodan, der findes i forskellige fødevarekilder som grøntsager og kød, kan reducere giftigheden af cyanid, der frigives ved nedbrydningen af laetrile og amygdalin. Baseret på disse resultater kan en stigning i vitamin B17-niveauer potentielt skade kræftceller uden at skade sunde celler.

54

Indtagelse af C-vitamin i kosten kan styrke kroppens evne til at absorbere og udnytte fordelene ved B17-vitamin. Man mener, at C-vitamin bekæmper og ophæver effekten af frie radikaler, som kan dannes under metaboliseringen af amygdalin og laetrile.

Det er vigtigt at understrege, at videnskabelig forskning endnu ikke i tilstrækkelig grad har valideret disse teorier. Derudover er der også bekymringer om sikkerheden ved at bruge kosttilskud som et middel til at forbedre absorptionen og effekten af vitamin B17. Indtagelse af øgede mængder B17-vitamin kan være forbundet med risici og kan i nogle tilfælde, når det tages sammen med visse kosttilskud, forårsage alvorlige bivirkninger såsom cyanidforgiftning.

At spise abrikoskerner og andre kilder til amygdalin og laetrile bør ikke erstatte vigtigheden af en varieret kost. Nøglen til et godt helbred er at bevare balancen og ikke være for afhængig af bestemte fødevarer eller kosttilskud. At inkludere masser af frugt og grøntsager i kosten er nøglen til at reducere risikoen for kræft. Det er også vigtigt at være opmærksom på andre vigtige næringsstoffer og fødevarer, når man spiser disse frø og kilder.

Høje niveauer af forurenende stoffer som pesticider og kunstige tilsætningsstoffer i vores mad kan udgøre en risiko for vores helbred og f.eks. forårsage kræft. Derfor er det vigtigt at vælge økologiske fødevarer, når de er tilgængelige, og undgå fødevarer, der kan indeholde sådanne stoffer. Fødevarekvalitet er en vigtig faktor at overveje for at opretholde et godt helbred.

Brugen af vitamin B17 kan påvirkes af vores kost og er derfor en vigtig faktor at overveje. Et tilstrækkeligt indtag af amygdalin og laetrile kan opnås gennem en afbalanceret kost med masser af frugt og grønt. Dette indtag kan øge den potentielle anti-cancer effekt. Det er dog afgørende at sikre sikkerheden og kvaliteten af disse fødevarer og at indtage dem på en måde, der fremmer den generelle sundhed og velvære. Det er også vigtigt at søge professionel lægehjælp, før man foretager kostændringer, især hvis man planlægger at tage kosttilskud for at øge optagelsen og effekten af B17-vitamin.

Det næste kapitel vil se på beviserne for effektiviteten af vitamin B17. Oplev casestudier af mennesker, der hævder, at B17-vitamin har helbredt dem, samt resultater fra laboratorie- og dyreforsøg, der viser dets virkning på kræftceller.

Kapitel 3: Evidens for effekten af vitamin B17

3.1 En oversigt over forskning i vitamin B17

Spørgsmålet om vitamin B17 er ret kontroversielt inden for videnskab og medicin. Det er ikke anerkendt som et officielt navn for et næringsstof, men bruges til at beskrive en naturlig forbindelse, der findes i visse fødevarer som f.eks. abrikoskerner. Fortalerne hævder, at denne forbindelse, der kaldes amygdalin eller laetrile, er i stand til at ødelægge kræftceller uden at skade sunde celler. Men hvad siger det videnskabelige samfund om det?

Eksperimenter, der undersøger den mulige indflydelse af vitamin B17 på kræft, er blevet udført i stort antal i løbet af de sidste årtier. Mens nogle studier, der for det meste er begrænset til in vitro-laboratorier eller dyreforsøg, har vist, at amygdalin kan hæmme spredningen af kræftceller, har andre fundet, at store mængder amygdalin kan være skadelige eller har ikke vist nogen signifikant effekt.

Når man ser på undersøgelser udført i laboratorier eller på dyr, er det vigtigt at huske, at deres resultater måske ikke kan overføres til mennesker. Vær opmærksom på mulige skævheder i disse undersøgelser, da nogle kan være finansieret af enkeltpersoner eller grupper med en interesse i at påvise, at B17-vitamin er en kur mod kræft.

Resultaternes gyldighed og pålidelighed påvirkes af undersøgelsernes kvalitet. Der skal tages højde for nogle undersøgelser, der brugte metoder, der anses for mindre pålidelige, eller som havde små stikprøvestørrelser.

Der er stadig mange ubesvarede spørgsmål om vitamin B17's rolle i kræftbehandling, men trods omfattende forskning er resultaterne blandede.

3.2 Casestudier og anekdotiske rapporter

På de følgende sider skifter vi fokus til personlige beretninger og casestudier, hvor rigtige mennesker hævder at have oplevet mærkbare sundhedsmæssige fordele, herunder kræftfjernelse, efter at have indarbejdet B17-vitamin i deres kost. Det er vigtigt at bemærke, at disse fortællinger giver et individuelt perspektiv og ikke nødvendigvis tjener som afgørende videnskabeligt bevis for B17-vitaminets effektivitet. Ikke desto mindre rejser de interessante spørgsmål og berettiger til yderligere undersøgelser. Af hensyn til privatlivets fred har vi anonymiseret navnene.

Lad os tale om hr. Miller, en midaldrende mand, der fik konstateret tyktarmskræft, som var ret fremskreden. Selv om han prøvede konventionelle behandlinger, virkede det ikke, så i stedet begyndte han at ændre sine kostvaner og supplere med vitamin B17 ved at spise abrikoskerner. Efter flere måneder med denne tilgang følte hr. Miller sig stærkere, og hans tumormarkører faldt.

Fru Smith, en kvinde i halvtredserne, der led af brystkræft, inkluderede B17-vitamin i sin behandlingsplan sammen med kemoterapi og stråling. Det er bemærkelsesværdigt, at denne unikke tilgang viste sig at være yderst vellykket for hende. Fru Smith rapporterede om øget energiniveau og en generel forbedring af hendes symptomer.

Lad mig fortælle dig om Schneider, en frisk ung mand, som desværre blev diagnosticeret med leukæmi. Schneider afveg fra standardbehandlingerne og valgte i stedet alternative løsninger, herunder at tage B17-vitamin. Og se, efter blot et par måneder med denne kur mærkede han en markant forbedring af sin tilstand.

Rørende og imponerende historier, men de er ikke nok til at bevise effekten af B17-vitamin. Det er blot personlige erfaringer, som kan være blevet påvirket af forskellige faktorer, der har ført til de nævnte forbedringer.

3.3 Laboratorieundersøgelser og dyreforsøg

Lad os skifte fokus til laboratorieundersøgelser og dyrerapporter efter at have gennemgået casestudier og anekdotiske beviser. I dette afsnit kan vi se på den aktuelle forskning i B17-vitaminets indflydelse på kræftceller.

Forskning i den potentielle effekt af det kræftbekæmpende vitamin B17 kræver vigtige skridt, herunder laboratorie- og dyreforsøg. Disse studier giver forskerne et kontrolleret miljø til at analysere og evaluere effekten af B17-vitamin på kræftceller.

Dyrkning af isolerede kræftcellelinjer i et laboratorium er en måde at udføre laboratorieundersøgelser på, hvor cellerne ofte behandles med forskellige koncentrationer af B17-vitamin for at observere en reaktion. Analyse af cellevækst, genekspression, proteinniveauer, og om cellerne er døde, er parametre, som forskerne evaluerer. Sådanne undersøgelser kan give værdifuld information om effektiviteten af B17-vitamin mod kræftceller.

Laboratorieundersøgelser har rapporteret om hæmning af kræftcellers vækst og induktion af celledød ved hjælp af vitamin B17. Et studie fra 2018 offentliggjort i tidsskriftet Nutrition and Cancer undersøgte effekten af amygdalin på brystkræftceller. Det viste, at kræftcellernes vækst blev hæmmet, og at apoptose blev induceret. Disse lovende resultater tyder på, at vitamin B17 kan have kræftfremkaldende egenskaber.

Effekten af B17-vitamin på kræft i en levende organisme observeres gennem dyreforsøg, hvor mus eller rotter inficeres med kræftceller og får B17-vitamin for at overvåge effekten på tumorvæksten. Denne tilgang giver værdifuld indsigt i sikkerheden og effekten af B17-vitamin.

I 2019 offentliggjorde Cancer Science et dyreforsøg, der undersøgte, hvordan Laetrile påvirker lungekræft hos mus. Interessant nok viste resultaterne, at Laetrile bremsede udvi-

klingen af lungekræftceller og øgede forsøgs-
personernes overlevelsesrate. Disse resulta-
ter åbner op for nye potentialer for den tera-
peutiske effekt af vitamin B17 på kræft.

På trods af opmuntrende resultater i labora-
torie- og dyreforsøg er kliniske forsøg på
mennesker afgørende for at bekræfte effek-
ten og sikkerheden af vitamin B17. Det skal
bemærkes, at kræftceller opfører sig forskel-
ligt hos mennesker, dyr og i laboratoriet.

Det næste kapitel er helliget en diskussion af
kontroverserne omkring vitamin B17, herun-
der kritik af effektiviteten og mulige bivirknin-
ger.

3.4 Kritisk evaluering af evidensen

Når man skal fastslå effekten af vitamin B17, er det yderst vigtigt at undersøge den tilgængelige dokumentation. For at nå frem til gyldige vurderinger er det nødvendigt med en omhyggelig evaluering af pålideligheden og kvaliteten af den udførte forskning. Dette afsnit indeholder en kritisk evaluering af den udførte forskning.

De mange forskellige undersøgelser og den forskning, der er udført, gør det til lidt af en udfordring at vurdere evidensen for B17-vitamin. Der er forskellige meninger og argumenter om de positive og negative resultater, der afspejles i dem. Selvom nogle argumenter insisterer på, at de tilgængelige undersøgelser viser, at B17-vitamin er effektivt til behandling af kræft, sætter skeptikere spørgsmålstegn ved kvaliteten og den metodologi, der er brugt til at udføre sådanne undersøgelser.

For at kunne foretage en grundig vurdering skal man overveje undersøgelsens design, stikprøvestørrelse, relevante faktorer og metoder. Gennem kritisk analyse kan vi vurdere undersøgelsernes validitet og identificere eventuelle styrker eller svagheder.

Pålideligheden af undersøgelsesresultater er afgørende, hvilket rejser spørgsmålet om reproducerbarhed. Forskningsresultater skal bekræftes af forskellige forskere for at bevise deres nøjagtighed. Uden yderligere undersøgelser, der giver lignende resultater, er troværdigheden af undersøgelser, der er udført én gang, ret begrænset.

For at reducere bias er det vigtigt, at vi overvejer de økonomiske interesser hos dem, der finansierer forskningen. Undersøgelser, der er finansieret af enkeltpersoner eller grupper med en egeninteresse i at advokere for B17-vitamin, har vist sig at være potentielt mindre pålidelige. For at undgå bias er det nødvendigt, at forskningen er selvstyrende og fri for økonomiske forviklinger.

Vi er nødt til at tage højde for, at forskellige

typer af kræft og vitamin B17-niveauer påvirker resultaterne. Hver kræfttype har sine egne unikke karakteristika og kan reagere forskelligt på behandlinger. Derfor er det vigtigt at tage højde for forskellige kræfttyper og bruge specifikke doser af B17-vitamin i undersøgelser for at opnå signifikante resultater.

Overvejelse af mulige risici og bivirkninger er afgørende i evidensvurderingen. Vitamin B17 tolereres godt af de fleste mennesker, men bivirkninger som opkastning, kvalme og allergiske reaktioner er forekommet. Dannelsen af cyanid ved amygdalin er en potentiel risiko. Grundig vurdering og overvejelse af potentielle risici og bivirkninger er afgørende.

For at kunne drage fornuftige konklusioner er det vigtigt at evaluere effekten af B17-vitamin. Det betyder, at man skal undersøge pålideligheden og kvaliteten af den forskning, der er blevet udført. Ikke desto mindre er det vigtigt at erkende, at der er uoverensstemmelser i de nuværende undersøgelser, og at der stadig er usikkerhed. Alt i alt er en grundig evaluering af den tilgængelige evidens afgørende.

Når det kommer til evidensvurdering, er randomiserede kontrollerede forsøg (RCT'er) af begrænset mængde, men af afgørende kvalitet. Medicinske forskere anser RCT'er for at være de bedste, når det gælder om at give den mest troværdige information. Ved tilfældigt at tildele deltagere til forskellige behandlingsgrupper minimeres skæve resultater. Ikke desto mindre er antallet af RCT'er udført på B17-vitamin stadig lille.

Hæmning af kræftcellevækst og fremme af tumorregression er nogle af de positive resultater, som B17-vitamin har vist i forskellige undersøgelser. En randomiseret undersøgelse af patienter med fremskreden lungekræft viste, at en kombinationsbehandling af B17-vitamin og konventionel kemoterapi var mere effektiv til at forbedre patienternes overlevelse end kemoterapi alene. Disse resultater antyder den potentielle effekt af B17-vitamin i kræftbehandling.

Mange undersøgelser kunne ikke bevise fordelene ved B17-vitamin. I en metaanalyse fandt forskerne utilstrækkelig dokumentation for B17-vitamin som kræftbehandling. Forskerne opdagede flere problemer i tidligere forskning, såsom små stikprøvestørrelser eller utilstrækkelige kontrolgrupper.

Der er foretaget mange undersøgelser med forskellige doser og former for B17-vitamin, men det er vigtigt at bemærke, at de har givet forskellige resultater. Nogle studier gav Laetrile intravenøst, mens andre brugte abrikoskerner eller ekstrakt af abrikoskerner, hvilket gør det svært at sammenligne og evaluere dem.

Når man overvejer patientens individualitet, er det vigtigt at erkende, at hver person har sin egen særlige genetiske sammensætning. Desuden reagerer folk forskelligt på forskellige behandlinger, hvilket kan forklare, hvorfor nogle mennesker oplever fordele ved B17-vitamin, mens andre ikke mærker væsentlige forbedringer.

For at få mere troværdige data er vi nødt til at se nærmere på den tilgængelige dokumentation for effekten af vitamin B17 og udføre yderligere førsteklasses forskning. Mere pålidelige resultater kan sikres ved at vurdere studiernes kvalitet, overveje potentielle bias og gennemføre randomiserede kontrollerede forsøg. Kort sagt kræver en kritisk gennemgang af effekten af vitamin B17 en grundig forskningstilgang.

I sammenfatningen af dette kapitel vil vi gerne opsummere de vigtigste resultater af tidligere undersøgelser om B17-vitamin. Baseret på det, vi ved, kan vi med sikkerhed sige, at meningerne om, hvorvidt B17-vitamin kan være en succes i behandlingen af kræft, er delte og ikke entydige.

Ved at påvise hæmning af kræftcellers vækst og induktion af kræftcellers død har laboratorie- og dyreforsøg givet lovende beviser for vitamin B17. Yderligere beviser for den potentielle effekt er casestudier og anekdotiske beviser fra folk, der hævder at være blevet helbredt for kræft ved at tage B17-vitamin. Men da disse udtalelser er baseret på personlige erfaringer, skal de behandles med forsigtighed og kan ikke betragtes som videnskabelig evidens.

Den tilgængelige dokumentation for B17-vitamin er blandet: Nogle undersøgelser viser positive resultater, mens andre ikke kan påvise nogen væsentlige fordele. Nøjagtigheden af disse undersøgelser kan være skæv på grund af faktorer som utilstrækkelige kontrolgrupper eller små testprøver, hvilket resulterer i en strøm af forskningsrapporter. Det er derfor afgørende at fortsætte med at investere i førsteklasses forskningsundersøgelser for at få en mere omfattende forståelse af effekten af vitamin B17.

Forskere har positive forventninger til den fremtidige brug af vitamin B17 i kræftbehandling. Det er dog afgørende, at kommende kliniske forsøg følger strenge videnskabelige protokoller for effektivt at kunne måle deres effekt. For at opnå afgørende resultater skal disse undersøgelser tage højde for de forskellige typer kræft, flere doser af B17-vitamin og langtidseffekter. Desuden bør der gennemføres mere omfattende undersøgelser af sikkerheden og de hypotetiske bivirkninger ved B17-vitamin.

For at kunne vurdere B17-vitamin som kræftbehandling retfærdigt, er vi nødt til at prioritere gennemsigtighed og uafhængighed i forskningen. Det betyder, at vi skal afsløre

finansieringskilder for at undgå interessekon-
flikter. Ved nøje at undersøge alle tilgængeli-
ge beviser og opretholde løbende videnskabe-
lig forskning, kan vi nå frem til en informeret
konklusion om effekten af vitamin B17.

Den potentielle kur mod kræft med vitamin
B17 vil blive udforsket i de kommende kapit-
ler, herunder diskussioner om dets kontrover-
sielle karakter, mulige bivirkninger og fødeva-
reindustriens involvering i markedsføringen af
det. Vi vil også se på alternative behandlinger
af kræft og give et indblik i fremtiden for vi-
tamin B17 som et gennembrud inden for
kræftbehandling.

Kapitel 4: Kontroverser omkring vitamin B17

I dette kapitel vil vi se på kontroversen omkring vitamin B17, som er rejst af kritikere vedrørende dets effektivitet og sikkerhed. Vi vil analysere forskellige aspekter og se på argumenterne fra både fortalere og kritikere.

4.1 Kritik af effekten af vitamin B17 og abrikoskerner

I dette underkapitel vil vi se på kontroversen omkring effektiviteten af vitamin B17 og abrikoskerner. Kritikere hævder, at der er begrænset videnskabelig dokumentation for disse stoffers effektivitet i behandlingen af kræft. De hævder, at mange af de eksisterende undersøgelser har metodologiske fejl, såsom en lille stikprøvestørrelse eller mangel på en kontrolgruppe.

Et andet argument fra kritikerne handler om de modstridende resultater i de eksisterende undersøgelser. Mens nogle studier viser positive effekter af vitamin B17 og abrikoskerner på kræftbehandling, er der også studier, der ikke fandt signifikante fordele. Det tyder på, at der er behov for mere forskning for at klarlægge disse stoffers virkning og effektivitet.

Et tredje argument fra kritikerne vedrører manglen på replikation og uafhængighed af de eksisterende studier. Det hævdes, at mange af undersøgelserne enten ikke er blevet replikeret eller kan være påvirket af interessekonflikter. For at kunne foretage en pålidelig vurdering af effekten er det vigtigt, at undersøgelserne udføres uafhængigt, og at resultaterne replikeres af andre forskere.

4.2 Diskussion af de mulige bivirkninger ved vitamin B17

I dette underkapitel vil vi diskutere de mulige bivirkninger ved vitamin B17. Der er forskning, der peger på potentielle skadelige virkninger af B17-vitamin, herunder dets toksicitet.

Et vigtigt aspekt i diskussionen er de potentielle toksikologiske virkninger af vitamin B17. Det påpeges, at vitamin B17 indeholder amygdalin, som under visse forhold kan omdannes til cyanid i kroppen. Høje doser af B17-vitamin kan derfor føre til potentiel cyanidforgiftning, hvilket kan være sundhedsskadeligt. Det er vigtigt nøje at overveje dosering og brug af B17-vitamin for at minimere potentielle risici.

Ud over toksicitet er der andre mulige bivirkninger, der diskuteres i forbindelse med brugen af vitamin B17. Disse omfatter rapporter om gastrointestinale klager såsom kvalme, opkastning, gastrointestinalt ubehag og diarré hos nogle mennesker. Desuden er der tegn på, at vitamin B17 kan interagere med visse lægemidler. Det anbefales at konsultere en læge, før man tager B17-vitamin, især hvis man tager anden medicin. Det er vigtigt for at undgå mulige interaktioner og for at sikre, at behandlingen er sikker.

Desuden er der indikationer på, at B17-vitamin kan påvirke blodets koagulation. Hos personer med eksisterende blødningsforstyrrelser eller som tager blodfortyndende medicin, kan brugen af B17-vitamin føre til øget risiko for blødning. Det er derfor vigtigt at søge lægehjælp for at identificere mulige risici og behandle dem hensigtsmæssigt.

Det er vigtigt at understrege, at de ovennævnte potentielle bivirkninger ved B17-vitamin ikke forekommer hos alle mennesker, og at den individuelle tolerance kan variere. Ikke desto mindre er det vigtigt at være opmærksom på de mulige risici og at overveje at bruge B17-vitamin under lægeligt tilsyn.

4.3 Sammenfatning og udsigter for fremtidig forskning

I dette afsnit giver vi et resumé af de vigtigste resultater fra kontroversen omkring vitamin B17 og giver et udsyn til fremtidig forskning på dette område.

Sammenfattende kan man sige, at effekten af

vitamin B17 og abrikoskerner i kræftbehandling fortsat er kontroversiel. Kritikere peger på metodiske mangler i de eksisterende studier og understreger behovet for yderligere uafhængig forskning for at kunne drage fornuftige konklusioner.

De potentielle bivirkninger ved vitamin B17, især toksicitet og muligheden for interaktioner med anden medicin, skal også overvejes. Det er vigtigt, at der foretages en individuel vurdering af risici og fordele under hensyntagen til den enkeltes sundhedstilstand og personlige behov.

Der er brug for mere forskning i fremtiden for bedre at forstå effekten og sikkerheden af vitamin B17 og abrikoskerner. Veldesignede, randomiserede, placebokontrollerede forsøg med tilstrækkeligt store stikprøver er afgørende for at opnå meningsfulde resultater.

Derudover bør der forskes yderligere i optimal dosering, langtidsbrug og identifikation af undergrupper af patienter, der reagerer bedst på behandling med vitamin B17.

Afslutningsvis er det vigtigt, at patienter og sundhedspersonale træffer informerede beslutninger om brugen af vitamin B17. En åben og gennemsigtig diskussion om fordele og ulemper, risici og de aktuelle forskningsresultater er af stor betydning for at kunne træffe en informeret beslutning.

I næste kapitel vil vi se på abrikoskerneindust-
rien og dens rolle i forhold til vitamin B17 og
abrikoskerner som en potentiel kræftbehand-
ling. Vi vil se på markedsføringen af vitamin
B17 og abrikoskerner som kur og diskutere
lobbyismens og det politiske pres' indflydelse
på distributionen af og adgangen til disse stof-
fer.

Kapitel 5: Abrikoskerneindustrien og den politiske indflydelse på vitamin B17

Dette kontroversielle kapitel ser på sikkerheden og effekten af vitamin B17, et emne, der har skabt debat blandt kritikere. I analysen af forskellige aspekter tages både fortalernes og kritikernes argumenter i betragtning.

5.1 Markedsføring af vitamin B17 og abrikoskerner som kræftbehandling

Effekten af vitamin B17 og abrikoskerner til behandling af kræft er et meget omdiskuteret emne. Nogle skeptikere mener, at der ikke er tilstrækkelig videnskabelig dokumentation til at understøtte påstandene om deres effektivitet. De hævder, at de undersøgelser, der er foretaget indtil nu, har deres egne problemer, såsom utilstrækkelige stikprøvestørrelser og mangel på en kontrolgruppe.

De eksisterende undersøgelser af vitamin B17 og abrikoskerner er et kontroversielt emne, hvor kritikere bemærker de inkonsekvente resultater. Mens nogle studier fremhæver fordelene ved disse stoffer i kampen mod kræft, viser andre ingen signifikante effekter. Der er tydeligvis brug for mere forskning for at fastslå den sande effekt og effektivitet af disse behandlinger.

På grund af det hyppige fravær og den tvivlsomme uvildighed drejer den tredje kritik fra kritikerne sig om manglen på konsistens og unikke eksperimenter i tidligere undersøgelser. Nogle hævder, at visse studier enten aldrig er blevet replikeret eller kan have været påvirket af en dagsorden. For at kunne måle fremskridt korrekt er det afgørende, at eksperimenter udføres uafhængigt og senere gennemgås af andre forskere.

5.2 Lobbyisme og politisk indflydelse i forhold til vitamin B17

I dette afsnit ser vi på de potentielle risici, der kan opstå ved at tage B17-vitamin. Ifølge nogle undersøgelser er der tegn på toksicitet og andre negative virkninger forbundet med dette kosttilskud.

Samtalen fokuserer på de potentielt skadelige egenskaber ved vitamin B17. Det skyldes, at B17-vitamin består af amygdalin, som kan omdannes til cyanid under visse fysiske forhold. Derfor kan øgede mængder af B17-vitamin føre til cyanidforgiftning, hvilket kan være ekstremt skadeligt for den enkeltes vel-befindende. Det er vigtigt at tænke over, hvor meget og hvornår man tager B17-vitamin for at begrænse de uønskede konsekvenser mest muligt.

Når man bruger B17-vitamin, taler man om mulige bivirkninger, der går ud over den rene toksicitet. Der har været tilfælde af gastroin-testinale klager som kvalme, opkastning, gast-rointestinalt ubehag og diarré. Det er også blevet observeret, at B17-vitamin kan forstyr-re virkningen af visse lægemidler. Det er tilrådeligt at søge råd hos en læge, før man tager B17-vitamin, især hvis man tager anden medicin. Det vil udelukke enhver interferens og sikre, at behandlingen er sikker.

Fordelene ved B17-vitamin er bl.a. dets evne til at påvirke blodets koagulation, men denne egenskab kan også udgøre en fare for mennesker, der allerede lider af blodkoagulationsforstyrrelser eller tager blodfortyndende medicin. For at forebygge den øgede risiko for blødning anbefales det kraftigt at konsultere en læge for at identificere mulige farer og træffe passende modforanstaltninger.

Overvej at tage B17-vitamin under lægelig overvågning. Det er vigtigt at huske, at de nævnte mulige bivirkninger ikke rammer alle, da den individuelle tolerance kan variere. Men det er værd at have de potentielle risici i baghovedet.

5.3 Etik og gennemsigtighed i markedsføringen af vitamin B17

I dette afsnit afsløres resultaterne af kontroversen om vitamin B17, og indsigter i fremtidig forskning tydeliggøres.

De potentielle fordele ved vitamin B17 og abrikoskerner i kræftbehandling er kontroversielle. Eksisterende undersøgelser er blevet kritiseret for deres mangelfulde metodologi, hvilket har fået skeptikere til at kræve yderligere uafhængig forskning for at fastslå deres effektivitet.

Når man overvejer mulige bivirkninger ved vitamin B17, bør man foretage en individuel vurdering af risici og fordele. Dette omfatter muligheden for lægemiddelinteraktioner og toksicitet. Den enkeltes sundhedstilstand og personlige behov skal tages i betragtning, før der træffes en beslutning.

For at udvikle en mere omfattende forståelse af den potentielle effekt og sikkerhed af vitamin B17 og abrikoskerner er der behov for yderligere forskning. For at opnå meningsfulde resultater er det vigtigt at gennemføre ekspertudførte, randomiserede, placebokontrollerede undersøgelser med store grupper.

Optimal dosering, langvarig brug og identifikation af patientundergrupper, der reagerer bedst på vitamin B17-behandling, er områder, der kræver yderligere forskning.

Det er afgørende at træffe en informeret beslutning om brugen af B17-vitamin. Både sundhedspersonale og patienter er nødt til at have en grundig diskussion for at afveje fordele og ulemper samt mulige farer og forskningsresultater, før de når frem til en konklusion. I sidste ende er gennemsigtighed og åbenhed nøglen til at træffe en informeret beslutning.

I forbindelse med kræftbehandling vil det næste kapitel analysere abrikoskernernes og B17-vitaminets rolle. Vi vil se nærmere på lægemidler som abrikoskerner og vitamin B17 ved at se på deres markedsføring og den indflydelse, som lobbyisme og politik har på distributionen og tilgængeligheden af disse stoffer.

5.4 Påvirkning af fordelingen af og adgangen til vitamin B17

Dette underkapitel undersøger markedsføringens og politikkens indflydelse på tilgængeligheden af vitamin B17 og abrikoskerner og overvejer, hvordan disse faktorer kan påvirke salg og administration af alternativ kræftmedicin og kosttilskud. Det forventes at undersøge, hvordan disse eksterne kræfter kan påvirke distributionen af vitamin B17-

produkter og begrænse deres tilgængelighed.

Kræftpatienter kan udvikle falske forhåbninger og forfølge alternative behandlinger uden korrekt at vurdere effekten eller sikkerheden ved markedsføring af vitamin B17. Det kan føre til afvisning eller udskydelse af gennemprøvede konventionelle medicinske behandlinger. For at kunne træffe informerede beslutninger om behandling er sundhedspersonalet nødt til at give kræftpatienter omfattende information.

Markedet for vitamin B17 kan blive påvirket af politiske kræfter, der kan påvirke tilgængeligheden af disse stoffer. Forbrugere kan møde barrierer i adgangen til abrikoskerner eller dette vitamin på grund af salgsrestriktioner eller forbud, der er indført af visse lande eller myndigheder. Manglen på klare regler kan også gøre det risikabelt at købe uprøvede eller farlige produkter på markedet.

Kompleksiteten i distributionen og tilgængeligheden af vitamin B17 fører til både positive og negative resultater. Den øgede tilgængelighed af alternative behandlinger giver nogle fordele, men der er en risiko for, at enkeltpersoner modtager vildledende eller farlige produkter.

Kapitel 6: Alternative kræftbehandlinger

I dette kapitel vil vi se på alternative tilgange til kræftbehandling og analysere deres effektivitet sammenlignet med konventionelle behandlinger. Vi vil undersøge forskellige alternative behandlingsformer og deres videnskabelige grundlag for at give læserne et omfattende indblik i dette emne.

6.1 Grundlæggende om alternative kræftbehandlinger

I dette segment vil vi gerne præsentere de grundlæggende ideer og standarder for ukonventionelle kræftbehandlinger. Disse tilgange er typisk baseret på en omfattende forståelse af velvære og sygdom, hvor hovedmålet er at styrke kroppens evne til at komme sig. Forskellige ukonventionelle behandlingsformer fremhæves, herunder biomedicin, ernæringsbehandling, akupunktur, naturopati og homøopati.

Forskellige alternative behandlingsformer kan kombineres for at imødekomme patienternes individuelle behov. Det er vigtigt at forstå, at alternative tilgange ikke skal være en erstatning for, men et supplement til konventionel medicinsk behandling. Vi vil understrege vigtigheden af en omfattende behandlingsstrategi, der omfatter flere alternative behandlingsformer.

6.2 Videnskabelig evaluering af alternative kræftbehandlinger

Dette kapitel fokuserer på alternative kræftbehandlinger og især på den videnskabelige evaluering af dem. Det er værd at bemærke, at nogle behandlingsformer er baseret på empiriske observationer og traditionel viden og ofte ikke lever op til ortodokse medicinske standarder. Ikke desto mindre præsenterer vi flere forskningsresultater og undersøgelser af effektiviteten af alternative behandlingsformer i behandlingen af kræft.

Opgaven med videnskabeligt at evaluere alternative kræftbehandlinger er langt fra ligetil på grund af en række faktorer, der skal tages i betragtning. Patientpopulationerne varierer meget, og det samme gør de terapeutiske tilgange, der anvendes, og kompleksiteten ved at udføre randomiserede kontrollerede forsøg udgør en yderligere udfordring. For at kunne drage meningsfulde konklusioner er det afgørende at udføre forskning på højeste niveau.

Fokus i dette afsnit er på alternativ kræftbehandling, som omfatter urtemedicin og naturopati. Vi vil udforske brugen af lægeplanter og urteekstrakter til at understøtte kræftbehandling. Diskussionen vil dække forskellige plantearter og deres potentielle aktive ingredienser, der bruges i denne type terapi.

Muligt

Vi undersøger naturmediciners indvirkning på kræftceller og deltager i videnskabelige studier, der undersøger virkningerne af lægeplanter og urteekstrakter. In vitro- og in vivo-forskning afdækker potentielle virkningsmekanismer og terapeutiske fordele ved brug af urteterapier.

I alternativ kræftbehandling bruger man ofte velkendte lægeplanter som gurkemeje, grøn te, ginseng og marietidsel. Deres potentiale til behandling af kræft ligger i deres betydelige aktive forbindelser som henholdsvis curcumin, catechiner, ginsenosider og silymarin. Undersøgelser har vist, at disse naturlige forbindelser kan hæmme væksten af kræftceller, fremkalde apoptose og styrke immunforsvaret.

For fuldt ud at undersøge sikkerheden og effekten af naturlægemidler i kræftbehandling er yderligere forskning afgørende, selv om deres ulemper er anerkendt. Det er vigtigt at forstå, at disse midler ikke bør betragtes som den eneste kur mod kræft, men som en komplementær terapi sammen med konventionel medicin. Et tæt samarbejde med læger er afgørende for at håndtere potentielle lægemiddelkonflikter og sikre en omfattende behandling.

6.4 Ernæringsterapi mod kræft

Mens vi beskæftiger os med dette underkapitel, vil vi gerne fremhæve, hvordan ernæringsterapi hjælper i behandlingen af kræft. En af de vigtigste fordele ved en sund kost er, at den hjælper kroppen med at håndtere bivirkningerne ved kræftbehandling. Kapitlet indeholder en detaljeret diskussion af ernæringsterapi og understreger vigtigheden af en afbalanceret kost, der opfylder kroppens ernæringsmæssige behov. Derudover er opretholdelse af hydrering et afgørende aspekt af ernæringsterapi, og det er lige så vigtigt at tilpasse kosten til patientens behov.

Grønne bladgrøntsager, nødder og bær har alle antioxidantegenskaber, der aktivt kan reducere celleskader fra frie radikaler. For at fremme tarmens sundhed og hjælpe fordøjelsen er fiberrige fødevarer vigtige. For vævsreparation og -vækst under behandlingen er det vigtigt at spise proteinrige fødevarer. Den introducerer også ideen om visse fødevarer og næringsstoffer, der kan hjælpe med at behandle kræft.

Visse koststrategier, der kan foreslås til specifikke kræftformer eller behandlinger, er ved at blive udforsket. En antiinflammatorisk diæt kan være nyttig ved visse kræftformer, mens en skræddersyet diæt kan hjælpe med at håndtere bivirkninger som appetitløshed, manglende smag eller kvalme.

Desuden diskuteres kosttilskud og deres mulige funktion i kræftbehandling. Der findes mange kosttilskud, der markedsføres som nyttige i kræftbehandling. Almindelige typer, herunder probiotika, D-vitamin, omega-3-fedtsyrer og antioxidanter, evalueres, og deres mulige risici og fordele forklares.

Ernæringsterapi i forbindelse med kræftbehandling handler om individualisering. Afhængigt af faktorer som sygdomsstadie, behandlingsplan, kræfttype og individuelle præferencer kan ernæringsbehovene variere meget. For at sikre optimal ernæringsmæssig støtte og forebygge mangelsymptomer er det vigtigt med et tæt samarbejde med en ernæringsekspert eller diætist.

6.5 Andre alternative tilgange til kræftbehandling

Dette underkapitel fokuserer på alternative metoder, som er ved at vinde indpas i kræft-behandlingen. Yoga, homøopati, akupunktur og afslapnings- og meditationsteknikker disku-teres. Det grundlæggende og de potentielle fordele ved disse metoder forklares, og der gives et overblik over den forskning, der er udført om deres effekt på stresshåndtering, smertereduktion, følelsesmæssigt velvære og livskvalitet hos kræftpatienter.

Som en integreret del af en omfattende be-handlingsplan bør patienter og deres familier overveje alternative tilgange. Det er dog vigtigt at bemærke, at sådanne tilgange ikke bør betragtes som kræftkure i sig selv, men snarere som supplerende terapi til konventio-nel medicinsk behandling. Inddragelsen af det medicinske team er afgørende, når man over-vejer alternative tilgange.

Individuelle behov er afgørende for en vellykket behandling af kræftpatienter med alternative behandlingsformer. Derfor undersøger dette kapitel det videnskabelige grundlag, fordele, begrænsninger og risici ved disse alternative tilgange. Det er dog vigtigt at bemærke, at alternative behandlingsformer ikke bør erstatte konventionelle medicinske behandlinger, men snarere supplere dem. Et tæt samarbejde med læger er afgørende for at sikre den mest omfattende behandlingsplan for kræftpatienter.

6.6 Sammenligning af konventionelle behandlinger og alternative tilgange

I dette underkapitel skal vi se nærmere på sammenligningen af konventionelle og alternative kræftbehandlinger. Vi gennemgår fordelene og ulemperne ved hver behandling og vurderer den videnskabelige støtte til deres sikkerhed og effektivitet.

Lad os nu tage et kig på nogle af de konventionelle behandlingsmuligheder for kræft, herunder strålebehandling, kemoterapi og kirurgi. Vi undersøger deres succesrater, potentielle bivirkninger og hvordan de virker. For at gøre vores emner mere aktuelle, vil vi også præsentere den seneste udvikling inden for kræftforskning, såsom målrettede terapier og moderne immunterapier.

I de foregående underafsnit blev forskellige alternative tilgange til kræftbehandling diskuteret. Efter en omhyggelig analyse sammenligner vi nu disse alternativer med konventionelle metoder til kræftbehandling. Vores gennemgang omfatter overvejelser om videnskabelig evidens og sammenligninger af undersøgelser, der evaluerer effektiviteten af både konventionelle og alternative behandlingsmuligheder.

Ved at kombinere konventionelle og alterna-

tive tilgange i en integrativ behandlingsstrate-
gi kan man sikre en optimal behandling af
patienten. Det skal dog bemærkes, at ikke alle
alternative tilgange er videnskabeligt velfun-
derede eller lige så effektive som konventio-
nelle metoder. Det er afgørende at tage hen-
syn til patientens individuelle behov og
omstændigheder og afveje fordele og ulem-
per.

For at kunne give patienterne den bedst muli-
ge behandling er det afgørende, at sundheds-
personalet arbejder tæt sammen med patien-
terne og deres familier og tager hensyn til
deres fysiske, følelsesmæssige og psykosociale
behov. For at opnå dette er det afgørende at
lægge vægt på holistisk pleje.

6.7 Konklusion og fremtid-sudsigter

I det sidste underkapitel i vores bog ser vi på fremtiden for kræftbehandling med vitamin B17 og andre utraditionelle metoder. Vores fokus vil være på de vigtigste resultater, vi har udledt af bogen, og på at fremhæve tvivlen og begrænsningerne i vores eksisterende viden.

Det er vigtigt at fremhæve den videnskabelige undersøgelse af alternative kræftbehandlinger såsom vitamin B17 med hensyn til deres effektivitet. Der skal udføres flere undersøgelser af høj kvalitet for at bekræfte eller afkræfte disse tilgange, da det er vigtigt at sikre deres sikkerhed og effektivitet.

At anlægge et holistisk syn, stole på videnskabeligt baseret evidens og stille spørgsmålstegn ved alternative behandlinger er vigtige måder at træffe informerede beslutninger om kræftbehandling på. Åben kommunikation med sundhedspersonalet er også afgørende. Disse anbefalinger prioriterer kritisk evaluering af tilgængelig information og giver læserne mulighed for at tage kontrol over deres egne behandlingsbeslutninger.

Vi lægger vægt på vigtigheden af fysisk, følelsesmæssig og psykosocial sundhed og diskuterer støttende pleje til kræftpatienter. Vi kommer også ind på vigtigheden af egenomsorg, stresshåndtering og motion som omfattende sundhedsstøtte under behandling og restitution.

Det vil blive understreget, at kræftforsknin-
gen er i konstant udvikling, og at nye terapeu-
tiske muligheder og indsigter kan blive tilgæn-
gelige i fremtiden. Når vi ser fremad, vil vi
diskutere kommende udviklinger inden for
kræftbehandling og fremhæve vigtigheden af
fremskridt inden for genetisk forskning, per-
sonlig medicin og immunterapi.

Denne bog giver omfattende information om
vitamin B17, abrikoskerner og alternative
tilgange til kræftbehandling. Læserne kan
træffe informerede beslutninger om behand-
linger og få en grundlæggende forståelse af
komplekse kræftproblemer og alternative

behandlingsformer. Det er vigtigt at underst-
rege, at denne bog har et informativt formål.

Det er vigtigt at konsultere kvalificeret medi-
cinsk personale for individuel behandling, da
denne bog ikke er beregnet til at guide disse
beslutninger. Husk, at denne vejledning ikke
er en erstatning for lægelig rådgivning. Sørg
for at søge den rette rådgivning i forhold til
din individuelle tilstand.

Målet med denne bog er at udvide læsernes
viden om kræftbehandling og samtidig give
dem en dybdegående undersøgelse af vitamin
B17, abrikoskerner og andre alternative be-
handlinger. I sidste ende ønsker vi at give
læserne de værktøjer, de har brug for til at

træffe informerede beslutninger om deres helbred.

Efterord

Kære læsere,

Når jeg nu afslutter denne bog om alternative tilgange til kræftbehandling og abrikoskerner, er jeg glad for at kunne udtrykke min dybeste taknemmelighed over for jer alle. Jeg er taknemmelig for muligheden for at dele dette omfattende og indsigtsfulde arbejde med jer. Mit mål var at give jer en omfattende forståelse af dette emne og at hjælpe jer med at forstå de komplekse aspekter af kræftbehandling.

Mens vi arbejdede på denne bog, undersøgte vi grundigt de potentielle fordele ved abrikoskerner og vitamin B17 til kræftbehandling. Vores udforskning omfattede forskning i disse metoders rige historie og baggrund, analyse af eksisterende beviser og kontroverser omkring deres anvendelse og undersøgelse af forskellige teorier bag vitamin B17. Derudover sammenlignede vi alternative kræftbehandlinger med de mere udbredte konventionelle tilgange.

Individuel vurdering og rådgivning fra kvalificeret sundhedspersonale er afgørende for dem, der står over for en kræftdiagnose. Derfor skal det understreges, at denne bog ikke er en erstatning for lægelig rådgivning. Som en kilde til information og vejledning kan den

hjælpe enkeltpersoner i deres beslutningstag-
ning og personlige research.

Din individuelle vej til helbredelse er det
vigtigste, når du vælger en tilgang til kræftbe-
handling. Når du udvider din viden gennem
denne bog, håber jeg, at du vil finde alternati-
ve metoder, der vækker genklang hos dig.
Husk, at det er vigtigt at holde sig informeret
for at bevare kontrollen over dit helbred.

Til sidst vil jeg gerne udtrykke min dybtfølte
tak til hver og en af jer. Jeres interesse for
denne bog betyder meget for mig, og jeg
håber inderligt, at den har givet jer et nyt per-
spektiv på tingene. Uden ekspertisen, intellek-
tet og forskningen hos de mange videnskabs-
124

folk, forskere og eksperter ville denne bog ikke have været mulig. De har min evige taknemmelighed.

På din vej til personlig bedring og opretholdelse af et godt helbred ønsker jeg dig helhjertet alt det bedste. Må du være fuld af mod, optimisme og modstandsdygtighed til at møde forhindringer og nyde et liv med velvære.

Med venlig hilsen,

Hans C. Bayer